BEI GRIN MACHT SICH IHR WISSEN BEZAHLT

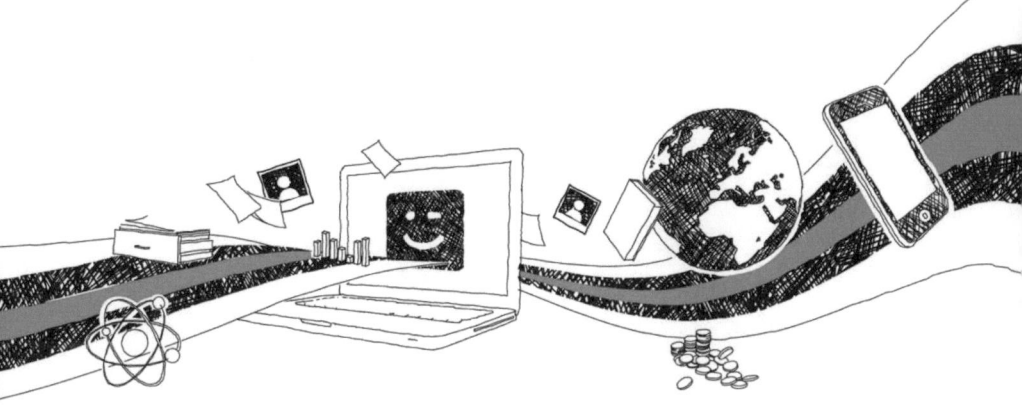

- Wir veröffentlichen Ihre Hausarbeit, Bachelor- und Masterarbeit

- Ihr eigenes eBook und Buch - weltweit in allen wichtigen Shops

- Verdienen Sie an jedem Verkauf

Jetzt bei www.GRIN.com hochladen und kostenlos publizieren

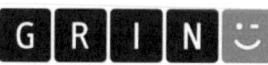

Marketingkonzept für ein Damenfitnessstudio in Saarbrücken

Hannah Malo

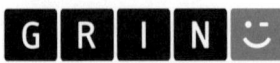

Bibliografische Information der Deutschen Nationalbibliothek:

Die Deutsche Nationalbibliothek verzeichnet diese Publikation in der Deutschen Nationalbibliografie; detaillierte bibliografische Daten sind im Internet über http://dnb.d-nb.de abrufbar.

ISBN: 9783346485205
Dieses Buch ist auch als E-Book erhältlich.

Druck und Bindung: Books on Demand GmbH, Norderstedt Germany
Gedruckt auf säurefreiem Papier aus verantwortungsvollen Quellen

Das vorliegende Werk wurde sorgfältig erarbeitet. Dennoch übernehmen Autoren und Verlag für die Richtigkeit von Angaben, Hinweisen, Links und Ratschlägen sowie eventuelle Druckfehler keine Haftung.

Das Buch bei GRIN: https://www.grin.com/document/1112984

Deutsche Hochschule für

Prävention und Gesundheitsmanagement

Hausarbeit (kollektive Prüfungsleistung)

Name, Vorname	Malo, Hannah

Modul	Marketing I
Studiengang	Gesundheitsmanagement (BGM)
Datum Präsenzphase	23.09. – 25.09.2019
Studienort	München
Gruppe bzw. zu bearbeitende Stadt	Saarbrücken
Unternehmenstyp*	Damen-Fitness Studio

* abhängig von Prüfungsleistung: jeweils den zu bearbeitenden „Unternehmenstyp" eintragen

Inhaltsverzeichnis

1 Marktbeschreibung/ -analyse

1.1 Allgemeine Informationen über den Unternehmenstyp

Das eröffnende Damen-Fitness Studio in Saarbrücken richtet sich an alle junge Mädchen ab 16 Jahren, bis hin zu 80-jährigen Frauen, mit einem geringen bis mittleren Einkommen, die während des Trainings absolut unbeobachtet bleiben möchten.

Aufgebaut wird das Fitness Studio auf einer Etage, in der die Mitglieder im schönen Empfangsbereich erst einmal begrüßt werden. Gefolgt davon, gibt es im ersten Trainingsbereich genügend Ausdauergeräte, für jede Frau. An modernen Kraftgeräten bis hin zu freien Übungen und TRX-Bändern können sich die Damen austoben. Es wird ausreichend Equipment wie Kurzhanteln, Kettlebells und Widerstandsbändern bereitgestellt.

In einem weiteren Raum haben die weiblichen Mitglieder, die Möglichkeit an vielen Gruppenkursen teilzunehmen. Für nach dem Training können sich die Frauen im großen Umkleideraum mit zusätzlichen Duschen frisch machen.

Ziel dieses Unternehmenstyps ist die Sicherheit und das Wohlfühlen der trainierenden Frauen, mit jederzeitiger Betreuung durch gut ausgebildet, weiblichen Trainerinnen.

Die Öffnungszeiten passen sich an alle Altersgruppen an. Ob Training vor und nach der Arbeit oder Ältere, die ab früh Uhr morgens nicht mehr schlafen können. Der Fitness-Club öffnet um 7:00 Uhr und schließt um 23:00 Uhr wochentags. Am Wochenende und an Feiertagen hat der Club von 9:00 Uhr bis 21:30 Uhr auf.

Tab. 1: Produkt-, Preis- und Distributionspolitik (eigene Darstellung)

Produktpolitik	Preispolitik	Distributionspolitik
• Eiweißshake und -riegel	• Mitgliedschaften: 12 Monate für 45€/Monat, 6 Monate für 60€/Monat	• Nahrungsmittel aus regionaler Produktion, vor Ort gelagert
• Trainingseinweisungen und -überarbeitungen	• Gratis Probetraining	• Dienstleistungen nach dem Uno-Actu Prinzip
• Vielfältiges Gruppenkursangebot	• Eiweißshake: 3€/0,5 l Eiweißriegel: 2€/Stück	
• Ernährungsberatung		

1.2 Lage und Standort des Unternehmens

Platziert wird der neue Damen-Fitness Club Am Staden 27, 66121 in Saarbrücken. Dies liegt nah an der Saar und hat somit eine Grünanlage vor Ort, dass die Frauen dort nach dem Sport die Sonne genießen können. Da es gleich neben der Mainzer Hauptstraße ist, hat man hier eine gute Anbindung, egal ob PKW, mit dem Fahrrad, zu Fuß oder öffentlich. Außerdem ist der Saarbrücker Ostbahnhof sehr nah.

Innerhalb der Umgebung gibt es eine KITA, bei der die Mütter ihre Kinder anmelden können. Geschäfte zum Einkaufen, eine Bibliothek, viele Restaurants und Cafés sind auch zum Auffinden. Keine 10 Minuten davon entfernt ist die Techniker Krankenkasse platziert. Mitarbeiter können sowohl vor und nach der Arbeit, als auch in der Mittagspause im Studio trainieren. Andere Arbeitsorte wie Zahnärzte, Lebensversicherung oder das Finanzamt sind außerdem gut erreichbar.

1.3 Bestimmung von zwei Marktgebieten

Marktgebiet 1: Reichweite von 0-6 Minuten in der Hauptverkehrszeit (grüner Bereich)
Marktgebiet 2: Reichweite von 7-12 Minuten in der Hauptverkehrszeit (roter Bereich)
Standort des Hauptunternehmens: Am Staden 27, 66121 Saarbrücken **(Blauer Punkt, 1)**
Mitbewerber 1: Frauen Fitness Saarbrücken – Preußenstraße 19, 66111 Saarbrücken **(2)**
Mitbewerber 2: Fitklusiv Saarbrücken –

       Dudweiler Landstraße 141, 66123 Saarbrücken **(3)**

Anmerkung der Redaktion: Diese Abbildung wurde aus urheberrechtlichen Gründen entfernt.

Abb. 1: Bestimmung der Marktgebiete (Openrouteservice Maps)
Maßstab: 1: 2 (1 cm = 2 km)

1.4 Makroumfeldanalyse und Abschätzung des Marktpotenzials

Des Weiteren werden die Kaufkraft, die Arbeitslosenquote und die Altersverteilung Saarbrückens übersichtlich dargestellt.

Tab. 2: Makroumfeldanalyse (eigene Darstellung, modifiziert nach MB Research Marktdaten 2019 für den Einzelhandel im Saarland, Gemeinden über 10.000 Einwohner)

Kaufkraft pro Einwohner	6.738 €
Kaufkraftindex (Landesdurchschnitt bei 100 Einwohner)	95,1 %
Arbeitslosenquote	11,2 % (10.264 Arbeitslose)

Tab. 3: Makroumfeldanalyse: Altersverteilung in Saarbrücken (eigene Darstellung, modifiziert nach Saarbrücken.de, Aktueller Bevölkerungsstand vom 30.09.2019)

Angabe in Jahren	0-5	6-17	18-59	60+
Einwohner	9.447	17.167	104.796	51.405

Tab. 4: Einwohnerzahl Saarbrückens (eigene Darstellung, modifiziert nach Saarbrücken.de, Aktueller Bevölkerungsstand vom 30.09.2019)

Stadtteil	**Einwohnerzahl insgesamt**	**Geschätzte Einwohnerzahl**
Sankt Johann	31.421	31.421 (100%)
St. Arnual	9.484	7.587 (80%)
Eschberg	6.695	335 (5%)
Schafbrücke	2.953	1.181 (40%)
Alt-Saarbrücken	20.000	3.000 (15%)

Im Marktgebiet 1 leben circa 33.478 Einwohner.
Im Marktgebiet 2 leben circa 109.833 Einwohner.

Tab. 5: Marktpotenzial (eigene Darstellung)

	Einwohnerzahl	Gewichtung (in %)	Marktpotenzial
Marktgebiet 1	33.478	100 %	33.478
Marktgebiet 2	109.833	70 %	76.883
Gesamtmarktpoten-zial	33.478 + 76.883 = 110.361	12 % ⇨ 110.361 x 12% = 13.243	**13.243**

Das Gesamtmarktpotenzial liegt bei 13.243.

1.5 Wettbewerbsanalyse

Das Frauen Fitnessstudio Saarbrücken ist der stärkste Mitbewerber des neuen Unternehmens. Dieses Unternehmen bietet natürlich Fitnesstraining, wie auch Rehabilitation und Prävention an. Da die Frauen in diesem Fitnessclub auch nur unter sich sind, kann das schnell zur Konkurrenz werden. Es werden viele Kardiogeräte und ein Gerätezirkel für Fitnesstraining angeboten, sowie Rehabilitations- und Präventionssport. Dazu gibt es Fitness- und Gesundheitskurse. Durch diese Leistungen werden hauptsächlich ältere Frauen angesprochen, aber auch junge Mädchen.

Eine Stärke dieses Fitnessstudios ist der qualifizierte Service der weiblichen Trainer. Von Aufbau der gesamten Körpermuskulatur bis hin zu Ausdauersteigerung können die Maßen der Frauen mithilfe von Körperfettanteil-Messungen etc. jeden Monat überprüft werden. Im Vergleich dazu, bietet das neu eröffnende Frauen-Fitnessstudio keine Messungen wie diese an. Zwar können die Damen alle zwölf Wochen ein kurzes Check-Up des Gewichts machen, dennoch ist eine Körperfettwaage oder Ähnliches genauer als eine normale Waage.

Ein weiterer Vorteil ist, die Teilnahme an Fitness-, Präventions- und Gesundheitskursen, die den Kreis des persönlichen Wohlbefindens schließt. Zusätzlich werden einige Präventions- und Rehabilitationskosten von der Krankenkasse übernommen. Da das neue Studio nicht mit der Krankenkasse zusammenarbeitet, können hier keine Kosten übernommen werden. Dazu gibt es keine Leistungen wie Präventions- und Gesundheitskurse.

Allerdings gibt es auch negative Eigenschaften des Frauen Fitnessstudios. Eines davon sind die Öffnungszeiten. Sie haben unterschiedliche Öffnungszeiten: Montag, Mittwoch und Freitag haben sie von 9:00-20:00 Uhr offen, Dienstag und Donnerstag von 08:00 –

4

20:00 Uhr, Samstag nur von 10:00-14:00 Uhr und an Sonn- und Feiertagen haben sie ganz geschlossen. Somit sind die Trainingszeiten sehr begrenzt, das im neuen Fitnessstudio nicht der Fall ist. Dieses hat gar 365 Tage von entweder 7:00 Uhr bis 23:00 Uhr, oder von 9:00 Uhr bis 21:30 Uhr geöffnet.

Eine zweite Schwäche ist das kleine Angebot an Fitnesskursen. Zwar bietet das Studio viele Reha-Kurse an, dennoch finden in der Woche nur vier Fitnesskurse statt. Außer die Trainierenden, die die Reha-Kurse besuchen, haben die anderen Personen nicht viele Möglichkeiten, an Fitnesskursen teilzunehmen. Im neuen Frauen Fitnessstudio sieht das vergleichsweise anders aus. Pro Tag finden mindestens drei verschiedene Fitnesskurse statt, bei denen die Mitglieder sich richtig auspowern können.

Der zweite Mitbewerber ist das Fitklusiv Saarbrücken. Dieses hat ein sehr breites Angebot an Fitnessgeräten, verschiedenste Kurse und sogar einen Wellness- und Saunabereich, sowie Trainingsräume für nur Frauen. Dadurch sprechen sie eine große Anzahl an Personen an. Das Fitklusiv gibt es unter anderem auch in mehreren Städten und ist somit eine Fitnesskette.

Ein großer Vorteil hier ist der gigantische Trainingsbereich. Moderne Fitnessgeräte bieten den Mitgliedern Möglichkeiten ihre Fitness bewusst auf- und auszubauen. Im Vergleich dazu hat das neue Damen Fitnessstudio durch die Räumlichkeiten, nicht die Chance einen so großen Trainingsbereich anzubieten.

Ein weiterer positiver Aspekt ist, dass die Kunden direkt beim Fitnessstudio kostenlos parken können. Somit müssen sie nicht immer öffentlich fahren oder haben einen weiten Weg zum Laufen. Zwar können die Mitglieder des neuen Frauen Fitnessstudios auch mit den öffentlichen Verkehrsmitteln fahren und haben gute Anbindungen des Studios, allerdings müssen sie mit dem Auto eigene Parkplätze suchen, die eventuell Kosten aufbringen können.

Wie jedes Fitnessstudio gibt es auch Schwächen. Dazu gehören beispielsweise die verschiedenen Mitgliedschaften. Von Basis- bis hin zu Premium und VIP-Mitgliedschaften werden angeboten. Dies wirkt ein wenig überheblich und kann die Menschen angreifen, die nicht der VIPs angehören können. Bei der Basis-Mitgliedschaft sind keine Kurse inklusive und kosten trotzdem 30€ im Monat. Das gibt es im neuen Unternehmen nicht, sondern läuft auf 6 oder 12 Monate hinaus, wobei die Kurse mitenthalten sind.

Dadurch, dass das Fitklusiv jedes Alter und Geschlecht anspricht, wird es um jede Zeit relativ voll werden, sodass die Geräte oftmals besetzt sind. Das ist eine weitere Schwäche. Im Vergleich dazu kann das im Damen Fitnessclub nicht geschehen.

2 Marketingplanung

2.1 Budgetplanung

Erfahrungsgemäße Marketingkosten: 50€/Neukunde

Geplante Mitgliederzahl nach dem ersten Geschäftsjahr: 400 Mitglieder

Berechnung des Jahresmarketingbudgets für das erste Geschäftsjahr mit der „Marketingkosten pro Neukunde"-Methode: 400 Mitglieder x 50€ = 20.000€

  ⇨ Das Jahresmarketingbudget für das erste Geschäftsjahr beträgt 20.000€.

2.2 Kommunikationspolitik

Definiert wird die Kommunikationspolitik als strategische Planung und Umsetzung von Marketingmaßnahmen zur planmäßigen Organisation. Der Zweck hierbei ist es, möglichst viele Informationen zu gewinnen und an die Betroffenen zu vermitteln (Bruhn, 2018). Als das Hauptinstrument der Kommunikationspolitik wird mit der Werbung Mitglieder geworben. Zwei weitere Kommunikationspolitikinstrumente sind zum einen die Social-Media und zum anderen das Event-Marketing.

Social-Media ist ein Sammelbegriff für online gestellte Medien, mit dem Hintergrund der sozialen Interaktion und Kommunikation (Bendel, 2010). Da heutzutage die sozialen Netzwerke eine große Rolle spielen, ist es hier von Vorteil dadurch neue Kunden zu gewinnen. Ob Facebook, Instagram oder andere soziale Plattformen, die meisten Menschen nutzen diese täglich und somit kann man hier viele neue Mitglieder werben. Neben anderen Marketing-Methoden haben die sozialen Netzwerke den Vorteil an einer hohen Reichweite. Vor allem werden hier die jungen Mädchen bis Frauen mittleren Alters angesprochen. Auf den sozialen Plattformen können viele Informationen über das Damen-Fitnessstudio durch die schnelle Verbreitung bekannt gemacht werden. Die Ziele dadurch sind das Interesse der Zielgruppe zu wecken, den Bekanntheitsgrad des neuen Studios zu steigern und somit das Image schon einmal aufzubauen.

6

Neben den Sozialen Medien habe ich mich für das Event-Marketing entschieden. Event-Marketing bezeichnet die zielgerichtete und systematische Planung bestimmter Veranstaltungen und Aktionen, mit der erlebnisorientierten Vermittlung unternehmens- und produktbezogene Kommunikationsinhalte an die Zielgruppe (Nickel, 2007). Die Ziele des Event-Marketings ist zum einen die Neukundengewinnung. Durch bestimmte Veranstaltungen wie beispielsweise ein Sponsoring-Event, gewinnt man hier eine große Anzahl interessierter Kunden. Auch der Bekanntheitsgrad wird hier gesteigert, das bei einer Neueröffnung optimal ist und somit das Image aufgebaut und verbessert wird. Aus diesem Grund habe ich das Event-Marketing ausgewählt. Bei einer diesen geplanten Aktionen, haben die Mitarbeiter des neuen Unternehmens die Möglichkeit eine direkte Ansprache zu halten und erhöhen dadurch die Glaubwürdigkeit der vorgestellten Dienstleistung/Produkte.

Tab. 6: Vermarktungskampagne (eigene Darstellung)

Ziel	Aufmerksamkeit der Interessenten, Kundengewinnung (so viele wie möglich), Bekanntheitsgradsteigerung, Weiterempfehlung, Imageaufbau
Inhalt	• Werbung: Plakate, Flyer und Banner im Internet • Social Media: Veröffentlichung und Informationsvermittlung von Beiträgen und Bildern der Eröffnung, Einladungen zur Eröffnungsveranstaltung, Angebote: „Gewinne bei unserem Event 1 Gratismonat/Gratisprobetraining". ⇨ Aufmerksamkeit erregen, so viele Kunden wie möglich gewinnen. • Event-Marketing: Tag der offenen Tür (1 Monat vor Eröffnung); jede Frau kann kommen, Ansprache beim Event und Vorstellung des Unternehmens, Gewinnspiel: Gutschein für 1 Gratismonat; Kursprogramm wird vorgestellt und ein Kurs wird gemeinsam absolviert. ⇨ So viele Kunden wie möglich gewinnen, Interesse wecken, Glaubwürdigkeit erhöhen und Kompetenz zeigen.

Zeitliche Organisation	Kampagnenstart 2 Monate vor der Eröffnung (Eröffnungs-veranstaltung am Tag der Eröffnung) 1. Werbung: Plakate aufhängen (2 Monate vorher), Flyer verteilen (6-4 Wochen vorher), Banner im Internet veröffentlichen sowie Beiträge und Bilder auf sozialen Netzwerken posten (8-2 Wochen vorher, durchgehend) 2. Planung des Events: Tag der offenen Tür (6 Wochen vorher): Zeitmanagement, 3. Materialien, Anwesenheit aller Mitarbeiter, Kursplanung, Einkaufen 4. Organisation des Equipments (3 Wochen vorher), Lebensmittel und Sonstiges einkaufen (1 Woche vorher) 5. Vorbereitung des Events (3 Tage vorher bis am Tag des Events), Aufbau, Kurs durchgehen und üben 6. Beim Event Fotos machen, veröffentlichen und bis Eröffnungsveranstaltung Updates in den sozialen Netzwerken geben
Überprüfung des Erfolgs	Feedback der Interessenten und potenziellen Kunden einholen (durch welchen Werbeträger sie aufmerksam wurden), beim Event: Fragebogen (warum sie interessiert sind etc.) Zählen der Anwesenden, Vergleich der Teilnehmeranzahl beim Event und der Mitgliederabschlüsse

Werbeplanung

Berechnung des Werbebudgets: 20.000€ x 20% = 4.000€

⇨ Das Werbebudget liegt bei 4.000€.

Tab. 7: Werbeplanung (eigene Darstellung)

Werbemittel	Werbeträger	Begründung
Plakate	Plakatwände an Bushaltestellen, U- und S-Bahnstationen	Durch die große Plakatfläche wird viel Aufmerksamkeit und Neugierde geweckt. Egal welche Zielgruppe, jeder kann dies sehen. Das komplette Markgebiet wird durch die Plakate abgedeckt.
Flyer	Private Verteiler, Verteilung in Restaurants und sämtlichen Läden	Flyerverteilung ist kostengünstig und dient als direkte Information durch persönliche Kommunikation z.b. in Restaurants. Das Marktgebiet wird komplett abgedeckt. Eigene Entscheidung, welche Zielgruppe angesprochen werden soll.
Banner	Internet	Weit mehr als das Marktgebiet wird abgedeckt. Jeder, der im Internet surft, wird erreicht und die Aufmerksamkeit der Banner wird geweckt.

Alle drei Werbemittel dienen zur Steigerung des Bekanntheitsgrades.

9

2.3   Kostenkalkulation/ Budgetvergleich bei der Werbeplanung

Das Werbebudget liegt bei 4.000€.

Tab. 8: Kostenkalkulation der Werbeplanung (eigene Darstellung)

Werbemittel	Reichweite	Notwendige Schritte	Kosten
Plakate	Gesamtes Markt-gebiet	1. Erstellung des Motives und Textes 2. Angebot einholen (Crossvertise.com) 3. Zum Druck geben 4. Aufhängen lassen	9 Stück Großflächenplakate: ca. 1.470€ inklusive Montage für 14 Tage
Flyer	Gesamtes Markt-gebiet	1. Erstellung des Layouts und des Textes 2. Zum Druck geben und Abholung (Firstclassprint.de) 3. Verteilung der Flyer in der Umgebung, Restaurants und Läden	1.500 Stück: ca. 30€ (DinA5)
Banner	Über das Marktgebiet hinaus, Komplett Saarbrücken	1. Erstellung der Texte 2. Angebot einholen (Crossvertise.com) 3. Veröffentlichung	Ca: 2.400€

Die Gesamtkosten liegen bei ca. **3.900€**.

2.4   Synergieeffekte im Rahmen der Kommunikationspolitik

Unter einem Synergieeffekt versteht man ein positives Endergebnis oder eine positive Wirkung der Zusammenarbeit zweier Unternehmensorganisationen. Die Entstehung eines Synergieeffektes kann durch kostengünstige Wettbewerbsvorteile geschehen (Angermeier, 2010). Unternehmenstypen derselben Unternehmensgruppe könnten mit dem neu eröffnenden Studio so kooperieren, dass gegenseitige Werbung geplant werden kann. So

10

kann man den Bekanntheitsgrad weiter erhöhen. Hier können beispielsweise Kombi-Mitgliedschaften für zwei Frauen-Fitnessstudios angeboten werden, da sie dieselbe Zielgruppe haben.

3   Abschlussstatement

Abschließend wird ein Statement über die Attraktivität Saarbrückens meinerseits abgegeben. Dadurch, dass die Kaufkraft in Saarbrücken einen Mangel darstellt, ist es hier sinnfrei weder ein EMS-Studio, noch ein Premium-Fitnessclub zu eröffnen. Dies stellt für die beiden Unternehmenstypen ein großes Risiko dar.

Da es in Saarbrücken schon genügend Fitnessstudios im Discount-Segment gibt, steht fest, dass auch ein solches Studio nicht eröffnet werden sollte. Obwohl das für die Studentenstadt ein großer Vorteil ist. Der Standort für das Discount-Studio bleibt hier jedoch bestehen, da sich im Marktgebiet weit und breit kein anderer Discount-Club befindet.

Der Typ Gesundheitsstudio wird in dieser Stadt gut durch die Altersgruppe vertreten, da die meisten Menschen zwischen 18 und 60 Jahre alt sind. Der Standort ist jedoch nicht optimal, da nicht weit davon entfernt ein Kiesertraining-Studio platziert ist. Auch für diesen Typen gibt es ausreichend Gesundheitsstudios in Saarbrücken.

Außer dem Frauen Fitness-Studio Saarbrücken gibt es keinen weiteren Damen Fitness-Club in Saarbrücken. Aus diesem Grund hat sich die gesamte Unternehmensgruppe für eine Eröffnung eines neuen Frauen Fitness-Studio entschieden. Ein weiteres Fitnessstudio für Frauen kann in Saarbücken zu einem schnellen Erfolg werden. Allerdings befindet sich in der Nähe das andere Damen Studio, weshalb der Standort nicht dafür geeignet ist. Dies könnte schnell zu einem großen Konkurrenzkampf führen.

Letztendlich ist die gesamte Unternehmensgruppe zu dem Entschluss gekommen, ein Frauen Fitnessstudio an einem besser geeigneten Standort zu eröffnen.

4   Literaturverzeichnis

Angermeier, Dr. G. (2010). *Projektmagazin. Synergieeffekt.* Zugriff am 22.10.2019. Verfügbar unter https://www.projektmagazin.de/glossarterm/synergieeffekt

Bendel, Dr. O. (2010). *Gabler Wirtschaftslexikon.* Wiesbaden: Springer Fachmedien Wiesbaden GmbH.

Bruhn, M. (2018). *Kommunikationspolitik. Systematischer Einsatz der Kommunikation für Unternehmen.* (9., erweiterte Aufl.). Basel: Vahlens Handbücher.

CrossVertise (2019). Zugriff am 30.10.2019. Verfügbar unter https://www.crossvertise.com

FirstClassPrint (2019). Zugriff am 30.10.2019. Verfügbar unter http://www.firstclassprint.de

Fitklusiv Saarbrücken. Zugriff am 10.10.2019. Verfügbar unter https://fitklusiv.de
Frauen-Fitness Saarbrücken. Zugriff am 10.10.2019. Verfügbar unter https://www.frauen-fitness-sb.de

IHK Saarland (2019). *MB Research Marktdaten 2019 für den Einzelhandel im Saarland, Gemeinden über 10.000 Einwohner.* Zugriff am 25.10.2019. Verfügbar unter https://www.saarland.ihk.de/ihk-saarland/Integrale?MODULE=Frontend.Media&ACTION=ViewMediaObject&Media.PK=2745&Media.Object.ObjectType=full

Landeshauptstadt Saarbrücken (2018). *Saarbrücken in Zahlen. 2018.* Zugriff am 25.10.2019. Verfügbar unter https://www.saarbruecken.de/media/download-565eb062d378d

LH Saarbrücken (2019). *Aktueller Bevölkerungsbestand.* Zugriff am 25.10.2019. Verfügbar unter https://www.saarbruecken.de/media/download-5d1f46edba24b

Nickel, O. (2007). *Eventmarketing. Grundlagen und Erfolgsbeispiele.* (2., erweitere Aufl.). München: Vahlen.

Openrouteservice. Am Staden 27 in Saarbrücken. Zugriff am 10.10.2019. Verfügbar unter https://maps.openrouteservice.org/reach?n1=49.250303&n2=7.007598&n3=17&a=49.226057,7.009969&b =0&i=1&j1=6&j2=3&k1=en-US&k2=km

Schlaffke, Dr. W. & Plünnecke, Dr. A. (2019). *Studienbrief Marketing I* (rev.21.026.000). Saarbrücken: Deutsche Hochschule für Prävention und Gesundheitsmanagement.

5 Abbildungs- und Tabellenverzeichnis

5.1 Abbildungsverzeichnis

5.2 Tabellenverzeichnis

BEI GRIN MACHT SICH IHR WISSEN BEZAHLT

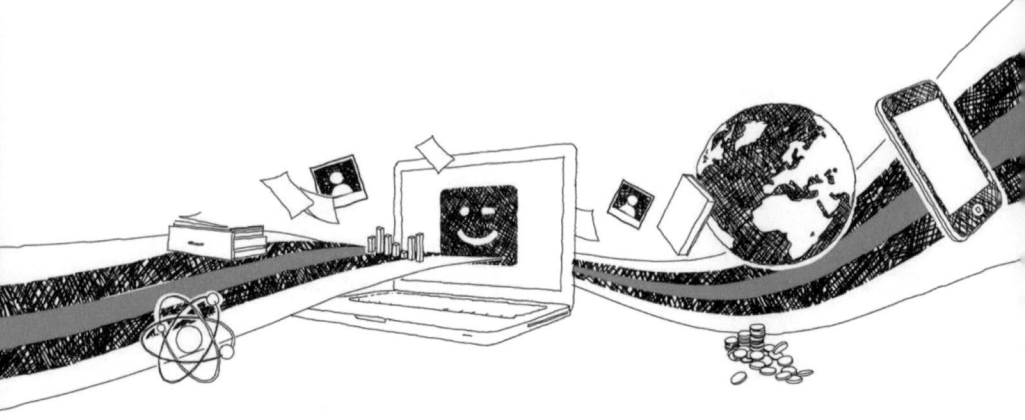

- Wir veröffentlichen Ihre Hausarbeit, Bachelor- und Masterarbeit

- Ihr eigenes eBook und Buch - weltweit in allen wichtigen Shops

- Verdienen Sie an jedem Verkauf

Jetzt bei www.GRIN.com hochladen und kostenlos publizieren

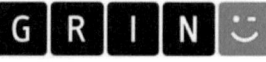